NOTICE

SUR

L'ABBÉ MARCHAND

CURÉ DE FEILLENS (AIN)

In memoriâ æternâ erit justus.
L'homme juste vivra éternellement.
(Ste ÉCRITURE.)

BOURG
IMPRIMERIE J.-M. VILLEFRANCHE
1878

NOTICE

sur

M. L'ABBÉ MARCHAND

CURÉ DE FEILLENS (AIN)

In memoriâ œternâ erit justus.
L'homme juste vivra éternellement
(Ste ÉCRITURE.)

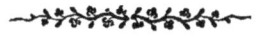

BOURG
IMPRIMERIE J.-M. VILLEFRANCHE

1878

NOTICE

SUR

M. L'ABBÉ MARCHAND

Curé de Feillens (Ain)

I

Le 7 janvier 1878 restera une date douloureusement mémorable pour la paroisse de Feillens. Ce jour là elle s'est trouvée tout entière réunie autour d'un cercueil : elle rendait les derniers devoirs à M. Marchand qui avait été son curé pendant trente ans, et que la mort, après une longue maladie, venait d'enlever dans la soixante-dixième année de son âge.

Déjà, lorsque la maladie avait paru s'aggraver, le malade avait été l'objet de toutes les sollicitudes. Tous voulaient le voir ou avoir de ses nouvelles, et faisaient des offres de services, voulant se partager la faveur de le veiller chaque nuit. Dès que la mort, arrivée le 5 janvier, fut connue, tous sont venus prier devant la dépouille mortelle de leur pasteur et voir une dernière fois ses traits, que la mort semblait ménager, tant ils étaient peu altérés, même après deux jours. Mais le jour des funérailles l'empressement est arrivé à son comble. La foule était telle qu'il a fallu allonger le parcours de la cure à l'église, pour quelle pût se déployer et se former en rangs; et encore c'était moins des rangs qu'une masse serrée couvrant toute la route sur une étendue considérable.

Les jeunes gens avaient tenu à honneur de porter le cercueil et se relevaient de distance en distance. Les cordons du poêle étaient tenus par le maire et le 1er adjoint revêtus des insignes de leur dignité, par un prêtre du canton et un prêtre de Feillens. Le clergé se composait de plus de 30 membres, de tous les prêtres du canton, des anciens vicaires, des confrères, amis du défunt et des prêtres de Feillens, qui eussent été plus nombreux, s'ils avaient pu être avertis à temps.

Après la famille venaient les conseils de la commune et de la paroisse au complet. Les hommes, les femmes, les enfants de la commune et des paroisses voisines formaient une assistance considérable et imposante. L'église tendue de noir pour cette triste circonstance, était remplie comme aux plus grandes solennités. Le corps du défunt reposait sur un grand catafalque orné des plus riches draperies.

Après l'évangile de la messe chantée par M. le curé de Bourg, M. le chanoine Girard a pris la parole; il n'a pas eu de peine à émouvoir la foule des assistants aussi attristée que lui de cette séparation.

La cérémonie de l'offrande, usitée dans cette paroisse, a duré autant que la messe, et a dû, pour abréger, être refusée à plus de la moitié de l'assistance. M. Teppe, curé archiprêtre, qui présidait la cérémonie a donné l'absoute. Les funérailles commencées à 10 heures n'ont été terminées qu'à une heure de l'après-midi. Nous devons dire un mot du prêtre qui a été l'objet de cette pieuse démonstration.

II

Issu d'une honorable et chrétienne famille d'Ambérieu-en-Bugey, qui a donné deux prêtres au diocèse, M. Jean-François Marchand fit, aux petits séminaires de Meximieux et de Belley, des études très solides et qui furent couronnées de succès.

Au grand séminaire il montra déjà ce qu'il serait plus tard, un prêtre d'une foi très vive, d'une soumission exemplaire à l'autorité de ses supérieurs, et d'une ardeur infatigable pour le travail. Aussi à peine fut-il ordonné prêtre, vers 1832 et à l'âge de 24 ans, que Monseigneur Devie le nomma vicaire à la cathédrale. Il remplissait depuis quelques mois avec zèle et dévouement les fonctions de son vicariat, lorsque survint la mort de M. Martin, curé d'Arandaz, bon et saint prêtre, confesseur de la foi, pendant la tourmente révolutionnaire de 1793. Privés de leur bien aimé pasteur, quelques notables de la commune d'Arandaz partirent pour Belley et prièrent Monseigneur de ne pas les priver trop longtemps de la présence d'un curé.

Par l'effet du hasard vraiment digne de remarque, monsieur l'abbé Marchand quittait Monseigneur au moment où la députation d'Arandaz entrait à l'évêché. Monseigneur Devie écoute avec bonté ces braves gens qui lui demandent un père pour leurs âmes, puis prenant à son tour la parole il leur dit: « Avez-vous remarqué ce jeune abbé qui sort « de chez moi, et le connaissez-vous ? — Nous l'avons re- « marqué, mais nous ne le connaissons pas. »

Eh bien ! reprit Monseigneur Devie : « Pour moi je le
« connais, je vous annonce que c'est le nouveau curé
« d'Arandaz, c'est le successeur de M. Martin. » Quel
ne fut pas l'étonnement du jeune vicaire en apprenant
le soir même la décision de Monseigneur ! Vicaire depuis
quelques mois, il protesta de sa jeunesse pour ne pas admi-
nistrer Arandaz qui était alors une paroisse importante du
canton de St Rambert; mais Monseigneur avait fait choix
de l'abbé Marchand, et l'on sait si ce choix fut heureux.

Pendant les 15 années qu'il fut à la tête de cette inté-
ressante paroisse, le jeune curé fut admiré, estimé, aimé
de la population tout entière.

Aujourd'hui encore, après trente ans d'absence, on parle
de lui, et on conserve de lui un très bon souvenir. Ce souvenir même, après trente ans, est si vivace que la nouvelle
de sa mort a été un véritable deuil pour Arandaz ; à tel
point que la population, on peut dire entière, s'est fait un
devoir d'assister au service religieux célébré dans cette
paroisse, pour le repos de son âme. Voici encore un trait
qui nous donne la mesure des sympathies qu'il y rencon-
trait et de l'attachement sincère qu'on avait pour lui. La
révolution de 1848 éclatait ; le nom de la seconde républi-
que faisait songer à la première.

La religieuse paroisse d'Arandaz, très inquiète de l'ave-
nir, redoutant les folies et les cruautés de 93, et croyant à
un retour d'une situation difficile pour les prêtres prit un
parti vraiment admirable. Les habitants de la paroisse se
réunirent, à l'insu du curé, et s'engagèrent par devant no-
taire, à faire entre eux le traitement de leur curé, dans le
cas où l'indemnité payée par l'Etat lui serait retirée. Voilà
qui dépasse tout éloge ; impossible de trouver rien de plus

beau, de plus touchant, de plus honorable et pour la paroisse et pour le curé.

Cette paroisse d'Arandaz si digne d'intérêt ne devait cependant pas garder son bien aimé pasteur. Ses talents, son habileté, les succès qu'il avait obtenus dans son ministère désignèrent l'abbé Marchand à l'attention de ses supérieurs. Une cure importante était vacante dans le diocèse. A Feillens il fallait un curé prudent, ferme et pieux, Monseigneur le trouva dans la personne de l'abbé Marchand.

On était aux jours les plus troublés de 1848 lorsqu'il reçut à Arandaz sa nomination pour Feillens. A quelque distance, l'abbé Marchand avait un ami sincère et dévoué, M. Meunier, curé d'Oncieu. Or, un jour, il arrive chez cet ami le visage abattu, la voix sans parole. M. Meunier prend de ses mains un papier qu'il lui tend, c'était sa nomination à la cure importante où il vient de mourir.

« Quel fardeau, dit-il, le puis-je accepter ? Quitter ma
« chère solitude, mes religieux enfants d'Arandaz, puis
« voir finir nos délicieuses entrevues, perdre une amitié
« qui faisait mon bonheur, et puis les moments sont
« orageux et difficiles. » Le curé d'Oncieu ne répondait point, trop ému lui-même. Quel silence éloquent pour deux amis qui s'aimaient ! Tout-à-coup M. Meunier prend la parole et d'une voix émue lui dit : « Mon ami, puisqu'il
« en est ainsi, Dieu vous veut à Feillens, c'est la place
« d'un bon prêtre. »

Quel sacrifice pour l'abbé Marchand de quitter son cher Arandaz, d'abandonner un pays qui était presque le sien, de se séparer de ses paroissiens qu'il aimait tant et dont il possédait à un si haut degré l'estime et l'affection ! Ceux-là le savent bien qui ont vécu dans son intimité. Souvent il parlait de sa première paroisse ; et toujours, au défaut de ses larmes, l'expression de sa voix trahissait son émotion, et disait clairement combien il l'aimait, combien il lui restait attaché. Mais Monseigneur avait parlé ; son ami lui défendait toute observation ; l'abbé Marchand devait obéir. Pour lui l'obéissance était une vertu de prédilection ; il était, avant tout, l'homme de l'obéissance, de la soumission à l'autorité.

III

Il vint donc à Feillens en mai 1848, il y vint avec son esprit ferme et droit, aussi incapable de trembler devant les difficultés, qu'habile à les éviter ou à les tourner ; il y vint avec son âme ardente, passionnée pour le bien, et prête à tous les dévouements. Il y vint surtout avec son cœur grand, noble et généreux, ne voyant et ne cherchant en tout et partout que la gloire de Dieu et le bien de ses paroissiens.

L'amour de Dieu et de sa paroisse, voilà quel fut l'objet de tous ses désirs, l'inspiration de toute sa conduite, le mobile de tous ses actes. C'est dans le double amour de Dieu et des âmes, qu'il puisa cette force, ce courage, cette énergie qui pendant trente ans firent de son ministère, le ministère le plus occupé, le mieux rempli, mais aussi le plus fructueux.

Chez lui jamais la moindre défaillance ; aux derniers jours il avait le même zèle, le même dévouement qu'aux premiers Tout entier à son devoir, il n'a épargné quand il s'est agi de la gloire de Dieu ou du salut de sa paroisse, ni son temps, ni ses forces ni même sa vie.

Sincèrement dévoué à ses paroissiens, il ne pouvait souffrir qu'on en parlât mal devant lui. En bon pasteur, il les aimait et les soutenait toujours. Sans doute il n'ignorait pas qu'il se trouvait quelque peu d'ivraie au travers du bon grain ; mais tout en condamnant, tout en réprimant les vices et les désordres, il aimait les personnes, et voulait qu'on respectât leur réputation.

Se faisant tout à tous, à l'exemple de saint Paul, il s'identifiait pour ainsi dire avec ses paroissiens : leurs peines étaient ses peines, leurs joies ses joies.

Comment exprimer sa douleur, ses angoisses, ses souffrances, quand quelque grand malheur menaçait ou frappait sa paroisse tout entière ?

Oh ! alors il trouvait dans son cœur des trésors de compassion. Ses paroles toutes de feu et d'amour portaient partout les consolations et les encouragements. Jamais on n'oubliera ce qu'il fit pendant la si désastreuse campagne de 1870.

Près de 300 jeunes gens de Feillens étaient sous les drapeaux, que de familles dans les alarmes ! Eh bien, chaque semaine, deux et même trois fois, le bon pasteur s'adressait à ses enfants à l'église, les consolant, les encourageant, les fortifiant. Quand ils sortaient de l'église ces bons paroissiens de Feillens étaient tout autres. Ils oubliaient leurs peines. Pour quelques instants leurs larmes séchaient. Et ce bonheur momentané, chose si désirable dans les ennuis, à qui le devait-on ? à la parole si sympathique du bon curé.

Homme de prière, impossible de dire combien il a prié pour sa chère paroisse. Dans ses longues et si régulières visites au Saint-Sacrement, que de grâces il a obtenues pour lui et pour ceux qui lui étaient confiés !

Mais s'il savait prier lui-même, il savait admirablement aussi associer à sa prière sa paroisse tout entière. S'agissait-il de détourner d'elle quelque fléau, il priait et faisait prier.

Fallait-il demander à Dieu un temps favorable aux fruits

de la terre, ou toute autre grâce spirituelle ou temporelle, la réussite d'une mission, le succès d'une pieuse entreprise il priait et faisait prier. Mais quand quelque grand malheur menaçait ou frappait le pays, c'est alors qu'il redoublait ses prières, qu'il multipliait ses appels chaleureux à la prière. On s'en souvient, on s'en souviendra toujours.

Pendant la guerre de 1870, tous les lundis de l'hiver, il disait la sainte messe pour sa paroisse, en particulier pour ses chers jeunes gens qui étaient absents et qui souffraient.

A la prière il joignait l'action, jamais prêtre plus exact dans l'accomplissement de ses devoirs. Curé dans toute l'étendue du mot, il ne négligea jamais aucune de ses obligations, il les accomplissait toutes avec un soin extrême. Fallait-il visiter les malades il y courait, et ni son âge, ni les intempéries de la saison, ni la longueur des chemins ne pouvaient le retenir.

Fallait-il aller au confessionnal, il y entrait avec empressement. Que d'heures il y a passées, heures bien saintement, bien utilement employées! Avec quelle bonté il accueillait les pénitents, avec quelle habileté il les dirigeait, avec quelle éloquence convaincante et persuasive il les détournait du mal, et les ramenait ou les dirigeait dans le bien; toute la paroisse le sait et peut l'attester. Il était d'une assiduité exemplaire à ce saint ministère, et là il ne voyait que le salut des âmes.

Presque chaque jour il entrait au confessionnal, tous les samedis il y passait de longues heures, pour chacune des grandes fêtes de l'Église il y restait des et trois jours. Fallait-il enseigner la jeunesse il le faisait avec un zèle qui n'avait d'égal que son habileté, quoiqu'il eut deux vicaires et que son âge et ses nombreuses occupations semblassent pouvoir l'en exempter, il se faisait un devoir strict et rigoureux de ne manquer jamais son catéchisme.

Fallait-il enfin instruire sa paroisse, il y mettait toute son âme. Dieu lui avait donné une belle voix et une grande facilité de parole, il en usait largement, et faisait bien valoir ce talent. Non seulement il prêchait souvent à la messe; toujours des instructions solides et intéressantes; mais chaque dimanche pendant trente ans, il adressait à sa paroisse des avis éminemment sages, utiles et pratiques; il ne se lassait pas de parler, on ne se lassait pas de l'entendre. Son zèle n'était cependant pas encore satisfait. Tous les dimanches à peu près, à l'issue des vêpres il présidait une assemblée pieuse. Réunissant tour à tour dans une chapelle de l'église, et les enfants, et les filles de la persévérance et les mères de famille, et les hommes de la confrérie du Saint-Sacrement, il leur distribuait les conseils les plus convenables à leur âge, à leur état, à leurs dispositions.

A cet amour de la prière, à ce zèle, à ce dévouement de tous les jours, Monsieur le curé de Feillens joignait un désintéressement admirable ; une charité bien grande pour les pauvres, on le sait bien dans le pays.

M. Marchand a été aussi un prêtre à la foi vive et active. Non seulement, jusqu'à la fin et toujours de plus en plus la foi a été la lumière régulatrice de sa vie; mais il a tout fait pour en conserver le flambeau bien ardent au milieu de son peuple. Citons ici un fait qui donne une idée de la vivacité de sa foi.

Il avait reçu des mains de Monseigneur Devie un petit crucifix qu'il portait toujours sur lui lorsque quelque grand malheur frappait sa paroisse. Souvent la Saône dans la belle saison menaçait en débordant d'anéantir les espérances d'une bonne récolte. Eh bien ! chose admirable ! M. le curé de Feillens se dirigeait vers les flots menaçants et il plongeait dans les eaux du fleuve son crucifix pour en arrêter au nom de Dieu et de la prière le débordement dévastateur.

Voilà, habitants de Feillens, ce qu'était la foi de celui qui vous a tant aimés !

Une œuvre importante de sa foi a été la restauration de son église. Elle fut d'abord par lui considérablement agrandie. C'était dès lors un vaste édifice, mais nu et privé de toute ornementation. Le complément qui se faisait désirer a été réalisé dans la dernière année de sa vie. L'église alors a été retouchée entièrement et enrichie de peintures qui, dans le chœur et l'abside principale, produisent avec les vitraux un effet décoratif assez remarquable, et transforment, en l'animant la physionomie de l'édifice. M. le curé de Feillens a dépensé de sa bourse, pour cette restauration une somme importante; on a pu le constater en vérifiant ses papiers.

Une dernière œuvre de sa foi, c'est son testament : il n'a donné à sa famille que les biens qu'il avait reçus de ses parents et ses économies bien modestes reçoivent toutes une destination pieuse et charitable, et dans laquelle Feillens a la meilleure part (1). Ajoutons encore 1,200 messes; mais en dictant cette dernière volonté, il a annoncé aux témoins que ces 1,200 *messes n'étaient pas seulement* pour le repos de son âme, mais encore pour le salut de tous ses paroissiens.

---

(1) Pendant sa vie M. Marchand a réuni des reliques de tous les saints morts dans le diocèse, et son exécuteur testamentaire est chargé de les placer dans un reliquaire et d'en faire don à la paroisse de Feillens.

En reconnaissance, nous apprenons, au moment où nous écrivons ces lignes, que la paroisse de Feillens se propose d'ériger sur la tombe de son excellent curé, un monument digne de lui. Tel a été le pasteur que Feillens vient de perdre. On peut dire qu'il est mort à la peine, miné lentement par les labeurs d'un ministère fatiguant.

Depuis quelques années, à la suite des Pâques et même de quelques grandes fêtes, il était éprouvé par des malaises, qui affectaient les organes de la voix et peu à peu les bronches et le cœur. Ces malaises ont dégénéré depuis cinq ou six mois, en une maladie grave. Soutenu alors par les soins de sa famille et de ses vicaires il a gardé jusqu'à la fin la plénitude de ses facultés, il a résolument conduit sa vie dans ses derniers jours, comme dans tous les autres, il a choisi l'heure la plus propice pour régler ses affaires spirituelles. Il communiait souvent, et Dieu sait avec quel foi et quelle piété ! Pour le jour de l'an, le confident de ses dernières volontés a été chargé de faire ses adieux et souhaits à ses chers paroissiens. Que de larmes ce jour-là ont été versées ! Le samedi suivant il annonçait sa mort. Pour ce soir à 8 heures, disait-il, tout sera terminé. A 2 heures il faisait des adieux touchants au digne maire de la commune, son ami ; à 6 heures et demie il demandait du repos dans son lit. C'est alors que pour tenir une promesse faite quelques jours auparavant et exigée par lui, on lui a annoncé sa fin prochaine. A ces mots il a croisé ses bras, en disant : « Averti plus tôt j'aurais communié ce soir. »

Telles furent ses dernières paroles. Deux ou trois minutes après pendant les prières de la recommandation de l'âme il rendait le dernier soupir et à 8 heures tout était terminé.

Le lendemain, Monseigneur informé par dépêche, écrivait à la cure de Feillens les lignes suivantes :

Belley, le 6 janvier 1878.

« Je suis on ne peut plus douloureusement affecté par la nouvelle de la mort de M. le curé de Feillens. Sans doute il va recevoir au ciel la récompense de son long et laborieux ministère, et par son intercession il sera encore utile à ses paroissiens qu'il aimait si sincèrement comme j'ai pu en juger quand j'ai visité Feillens ; néanmoins la paroisse fait comme nous une perte qui sera vivement sentie. Aussi bien que mes regrets, j'uni mes prières pour le défunt à celles de ses paroissiens de ses confrères et de sa famille.

† JOSEPH, *Evêque de Belley.*

Nous avons mis sous les yeux des pieux lecteurs les traits édifiants qui glorifient la mémoire du vénéré curé de Feillens ; le nom de ce ministre de Dieu est à jamais immortel.

La postérité de Feillens connaîtra M. Jean-François Marchand, et le bénira comme un bienfaiteur. L'Eglise seule a le privilége d'assurer l'immortalité aux hommes de bien. Le souvenir des méchants périt ici-bas, celui des serviteurs de Dieu grandit et se répand jusqu'aux extrémités de la terre.

Pour nous, enfants de la paroisse, prions pour lui, il a tant prié pour nous. Souvenons-nous de ses conseils, suivons ses exemples et marchons sur ses traces. N'hésitons pas, car il nous conduisait au ciel.

www.ingramcontent.com/pod-product-compliance
Lightning Source LLC
Chambersburg PA
CBHW060456050426
42451CB00014B/3359